ELA EL PLAN PERFECTO

leydeatraccionsinfallar@hotmail.com
contacto@yosoysaluduniversal.com
www.yosoysaluduniversal.com
YouTube: ArianaFE
WhatsApp: +573148907955

ADRIANA FRANCO ESPINEL

ELA
EL PLAN PERFECTO

En memoria de mi amado y siempre recordado compañero de vida Yuri Daniel. Mi héroe, mi valiente, mi maestro. Lograste tu cometido. Cumpliste a la perfección tu parte del Plan. Fueron ocho años para el PLAN PERFECTO.

¡Te Amo!

INDICE

1 **AGRADECIMIENTOS**
2 **PREFACIO**
3 **Capítulo 1. DIAGNÓSTICO**
4 **Capítulo 2. LAS GRANDES LECCIONES**
5 **Capítulo 3. DANIEL**
6 **Capítulo 4. ADRIANA**
7 **Capítulo 5. CUIDADOS ESPECIALES**
8 **Capítulo 6. RESILIENCIA**
9 **Capítulo 7. EL DESPERTAR**

AGRADECIMIENTOS

Gracias a mi hermoso hijo Daniel Andrés, quien a pesar de la tristeza que guardaba en su corazón, siempre se mostró alegre, compasivo, cariñoso, amable. Gracias por tu compañía y soporte los últimos meses en qué estuviste 24/7 a pesar de tus estudios, dando a tu papá todo lo lindo que tú eres. Nos sacaste risas y nos diste momentos felices para recordar por siempre.

Gracias a mi mamá Judith, a mis hermanos Martha, Clemencia, Héctor, Antonio y María del Carmen, gracias también a Irene, a todos ellos por su apoyo y compañía en todos los sentidos durante cada uno de los 365 días de cada año que vivimos el proceso.

Gracias a sus hermanos Patricio y Juan Carlos. Siempre que algo necesité, los encontré. Esa parte esencial de su familia en quién soportar mis dudas, como profesionales y como sus hermanos. Cariñosos y presentes.

Gracias a sus tías Gudelia, Inés, Olga, Rosa y a sus primos Gilberto y Germán, Luz Ángela y Olga. Sus llamadas frecuentes siempre fueron gran aliciente para Daniel.

Gracias a Alejandro por su invaluable ayuda con sus cuidados, y por todo el amor que le transmitió durante sus últimos 18 meses de vida.

Gracias a sus amigos de Miraflores en Boyacá, a sus amigos del Barrio El Paseo en Bogotá, lugares en los que pasó etapas muy importantes de su vida; gracias a todas mis grandes amigas y resto de mi familia y de su familia, de quienes no faltó una llamada, un saludo y una oración.

PREFACIO

Después de haber tenido la oportunidad de vivir durante ocho años de mi existencia cuidando a uno de los seres más importantes de mi vida, y después de haber recibido de él las más grandes lecciones y aprendizajes que hubiera esperado nunca vivir, no me queda más, que transmitir lo que aprendí.

No muchos conocen lo que la ELA significa; pero para quienes la hemos vivido de cerca o la están viviendo en este momento, sabemos que está con nosotros una de las enfermedades más temidas y de las que poco se conoce.

Por esta misma razón, de un momento a otro, debemos adentrarnos en un campo completamente desconocido del que tenemos que salir Si o Si, porque de nosotros depende que los últimos meses de vida, quizás años de alguien a quien amamos, los pueda vivir con calidad.

Y para nadie es un secreto que este temor de enfrentarnos a la muerte puede llevarnos a ser quienes realmente somos y a vivir como siempre debimos haber vivido.

Tal vez yo no sea la escritora más profesional, pero cada palabra que escribo, la expreso desde el fondo de mi corazón y desde mi perspectiva como pareja sentimental y cuidadora.

Deseo transmitir lo que viví y aprendí, de forma clara, con el propósito de poner un grano de arena en cada una de las personas que lea este libro; que les permita entender a su ser querido en el contexto de ésta difícil enfermedad, entenderse un poco a sí mismos y a entender en alguna medida a ésta y a cualquier enfermedad de tipo degenerativo con su subsecuente desenlace.

No es mi pretensión que sigan al pie de la letra mis recomendaciones; tan solo, sembrar en sus corazones el amor y la compasión necesarios que los lleve a concluir con éxito tan loable labor.

1

EL DIAGNÓSTICO

Comenzando el año 2014, cuando mi esposo y yo contábamos con 49 años de edad, unos extraños síntomas comenzaron a aparecer en él, los cuales prendieron las alarmas de su hermano menor, médico especializado en urología y quién, tras un comentario hecho por mí debido a movimientos y actitudes que hacía varios meses comenzamos a percibir y que en él no eran normales, como un desbalance en una de sus piernas, en la rodilla de su pierna derecha, así como estrellarse frecuentemente contra el marco de la puerta… con su agudeza profesional, quiso de alguna forma muy discreta ver sus reacciones; por ejemplo, al coger un vaso, al escribir una nota, al realizar acciones sin importancia para muchos de nosotros pero que resultaron ser el detonante de toda esta cascada de situaciones que comenzaron ese día.

———

Era un 29 de enero cuando el médico salió a nuestro encuentro con los primeros resultados del TAC que le ordenaron, con el propósito de determinar la razón de sus incoordinaciones; y fue ahí, donde todo empezó de una forma semi consciente.

Síndrome Cerebeloso. Éste es el diagnóstico.

¿Y… qué es eso?

Es una condición que afecta al cerebelo, el cual, por extrañas y desconocidas razones, está perdiendo su densidad; se va atrofiando sin causas determinadas. Es lo que en medicina se le llama "una enfermedad huérfana".

Y, aunque para algunos médicos por sus conocimientos teóricos lo desligaron totalmente de la conocida y muy temida ELA (Esclerosis Lateral Amiotrófica), yo, particularmente, siempre las viví de una manera muy similar, casi como si fueran la misma condición. La similitud entre los síntomas de una y otra son tales que, no solo para mí, también para algunos otros médicos que vieron a Daniel (fueron muchos), la enfermedad que lo "atacó" indudablemente era ELA. Pero, en este momento está diferencia y diagnóstico son totalmente irrelevantes. Una y otra son igual de duras y difíciles para los pacientes y "traumáticas y sacrificadas" para los familiares más cercanos, quiénes vivimos a su lado el proceso.

Sin embargo, aunque el sufrimiento el dolor y el sentimiento de incapacidad ante el deterioro lento son inevitables, sí puede hacer una gran diferencia la forma como llevemos este proceso, especialmente por parte de los cuidadores.

Vivíamos en la capital en un apartamento, mi esposo Daniel, mi hijo Daniel Andrés y yo.

Mi nombre, Adriana. Empleada en una compañía en la que debía moverme con frecuencia por diferentes zonas del país por tres, cuatro o cinco días cada vez, situación que debió cambiar muy poco tiempo después, por la complejidad que comenzó a tomar el proceso de Daniel.

Daniel Andrés un muchacho de 14 años quien, a partir de ese momento, en su tan reciente juventud, debió aprender a vivir y a entender el deterioro paulatino de un ser a quién admira y debió ver poco a poco como la vida lo aprisionaba sin reversa hasta llevarlo a una inexorable muerte temprana.

Aunque los días transcurrían casi iguales a los días anteriores al diagnóstico, siempre hubo cambios, para muchos imperceptibles, pero que hacían una limitación en la vida de Daniel.

Y es aquí, donde aprendí la primera lección de gran importancia para el resto de mi vida y de gran importancia para Daniel, porque permitió que su calidad de vida fuera la mejor posible, sin demoras y aplazamientos en las decisiones sobre su manejo.

Esta lección es:

¡VIVE CADA DÍA COMO SE VA PRESENTANDO!

2

LAS GRANDES LECCIONES

· VIVE CADA DÍA COMO SE VA PRESENTANDO

Era abril de 2014 casi 4 meses de su diagnóstico, me encontraba en otra ciudad lejos de la capital cumpliendo con funciones laborales. Daniel me llama:

- ¿Estás ocupada?

-No amor, ¿cómo estás?

- "Preocupado… esta tarde iba para Unilago (centro tecnológico en la ciudad, hacia donde Daniel debía caminar alrededor de 5 cuadras desde el autobús hasta su destino), y sentí como si alguien me hubiera pegado con un palo en la cabeza. Perdí el equilibrio. No sé cómo pude llegar a donde mi amigo y él, me auxilió y envió de vuelta a casa en un transporte que me dejó en la puerta del conjunto; ahora, tengo que usar bastón".

Éste fue el primer momento en el que la dura enfermedad se hizo por primera vez manifiesta para los dos. Fue entrar en una nueva realidad, empezando a hacer conciencia de lo que se veía por venir.

Obviamente, nadie le pegó. Fue una sensación nueva que le ocasionó su enfermedad. Y ésta, fue la primera gran "caída" después del diagnóstico inicial; sensación que, aunque no con la descripción de golpe en la cabeza, si se siguió presentando extrañamente más o menos cada ocho meses. Alrededor de estos periodos de tiempo, su limitación cada vez se hacía mucho más evidente.

Para entonces, vivíamos en una torre de apartamentos en un piso quinto sin ascensor. Al regresar de mi trabajo y ver a Daniel con bastón, de inmediato pensé: "antes de terminar el año vamos a tener que cambiarnos de apartamento". Sin embargo, aunque faltaba poco más de ocho meses para acabar el año, de inmediato comencé a buscar las posibilidades para vivir en un primer piso donde no existiera el obstáculo de la escalera.

Aquí quiero afirmar, que mi pensamiento siempre se sostuvo en lo mismo:

"voy **siempre** a **hacer lo mejor** para que Daniel sienta los cambios en su cuerpo apaciblemente y darle la tranquilidad de que jamás lo voy a dejar, no lo voy a abandonar, que siempre voy a estar a su lado hasta el último momento, no importa el tiempo que tome su proceso" (según los expertos podría ser entre dos a veinte años).

Haciendo un paréntesis en este punto… si estás en una situación similar a la mía, creo que puedes encontrarte con personas muy cercanas que te recomienden que dejes a tu compañero, tu compañera, tu padre, tu madre o la persona a quien estés cuidando en un lugar especializado, en un hogar de cuidados intermedios, en un geriátrico o en cualquier sitio de esta naturaleza. Solo quieren lo mejor para ti, quieren que no te vayas a "esclavizar" porque también tienes "derecho a vivir". En realidad, lo hacen porque te aman y ellos en ese preciso momento, sienten la incapacidad en sí mismos de vivir una experiencia de este nivel; y de esta forma, sienten que te están ayudando.

Es su percepción. Pero sé que tú tienes las capacidades, las cualidades, la entereza y el Amor suficientes para sobreponerte a cualquier reto que se te ponga por delante. De otra forma, Dios jamás hubiera permitido que esta experiencia llegara a tu vida. Ten presente que Dios no te pondrá pruebas que no seas capaz de soportar y que todo tiene un propósito.

Y yo te digo: No hay mejor forma de vivir que hacer lo mejor día a día por alguien. Entregar tus minutos, tus horas y tus días por esa persona a quien amas; entregar tu ser y, al final, darte cuenta de que eres completamente feliz porque hiciste lo mejor; disminuiste a menos de la mitad, la intensidad de un prolongado sufrimiento y te puedes sentir completamente libre. Libre de culpas, libre de tristezas, con un sentimiento de amor y libertad infinitos. (Aquí cierro este paréntesis)

Volviendo a la búsqueda de vivienda, aquí está la

segunda gran lección:

¡HAZ LO QUE DEBAS HACER... YA!

- **¡HAZ LO QUE DEBAS HACER YA!**

No dejes para mañana.

Esta lección va muy unida a "vive el día como se va presentando" sin posponer. Porque esperar, te puede traer muy malos momentos en los que podrías llegar a sentir mayor sacrificio por tu parte y dolor e impotencia por parte de la persona a quién cuidas.

―――

Comenzó la búsqueda de un primer piso o lo que era mejor para mí, vivir en un apartamento en el que soñaba vivir, con una gran vista, en un décimo piso, con un sitio donde poder ejercitarnos y obviamente con ascensor.

Después de revisar varias posibilidades en los primeros pisos que se encontraran en nuestras capacidades, nos dimos cuenta de que no era tan fácil y se me ocurrió una maravillosa opción; fue proponer un cambio a unas personas de su sitio donde ellos vivían, por nosotros.

Para ese momento vivíamos en un apartamento, con mucha luz, entrada de sol y una preciosa vista, pero en quinto piso y sin ascensor; y ellos, en primer piso, un lugar, aunque algo más pequeño, también muy agradable. Con mucha ilusión y esperanza hicimos la propuesta convencidos que era lo mejor para las dos partes, pero finalmente no tuvimos eco y, esa puerta se cerró.

Íbamos de regreso, yo con cierta desilusión, cuando entra una llamada. Quién vivía en el apartamento que yo añoraba compró el suyo propio y debía dejar este muy pronto. Y ahí, corroboré mi tercera lección:

CUANDO TÚ ESTÁS CON DIOS...

¡NADA TE FALTA!

Pide y se te dará, busca y encontrarás, toca y se te abrirá.

-Solo cree y está para ti. -

———

Una nueva etapa comienza, los pasos cada vez más

inestables se van limitando; hora de conseguir un caminador. Sin embargo, las decisiones de cuándo comenzar a utilizar este tipo de ayudas, nunca fueron mías, y, aunque siempre me anticipé a conseguirlas, él y sólo él, podría definir el grado de su limitación y determinar hasta donde se sentía capaz. Primero tomó el bastón, luego el caminador y por último la silla de ruedas.

Al igual sucedió con todas las demás actividades como bañarse, lavarse la boca, ir al baño y ayudarse, lavarse las manos, escribir, usar celular, luego tableta, conducir, y luego nada… comer con tenedor o con cuchara, finalmente con ayuda, hablar fluidamente, luego algo más lento, finalmente con traductora (yo), peinarse, vestirse y todas y cada una de las actividades de un diario vivir que variaban en transcurso de meses, días y en algunas ocasiones, de un momento a otro.

La clave de este manejo fue la previsión y aquí volvemos a ésta nuestra segunda lección ¡**Actúa Ya!**

En cualquier momento algo va a cambiar y próximamente no podrá realizar alguna acción; y para ti como cuidador, te es necesario ir previniendo, pensando con antelación cómo puedes hacer todo más fácil para él/ella y para ti.

Al facilitarle las cosas, así mismo las estás facilitando para ti. Él o ella podrá sentir cuánto te preocupas y que estás a su lado; y eso, inevitablemente hará que te agradezca, te amé más y dé lo mejor que pueda por ti. **Es un verdadero gana-gana.**

Desafortunadamente, para muchas personas es muy común pensar que alguien en estado de indefensión no es capaz de pensar, y decidir por sí mismo. Y peor aún, hay quienes piensan que quien pierde su movilidad y no se puede comunicar, pierde su esencia.

Somos quienes somos hasta el final, todos sin excepción. Algunos pierden su movilidad, otros pierden su memoria, otros pierden su orientación, pero la esencia es solo una y es esa parte espiritual que nos acompaña por siempre.

Son conceptos para diferenciar:

Esencia: En sentido filosófico, es lo que constituye la naturaleza de las cosas.[1]

Conciencia: En sentido moral, se entiende como la capacidad de distinguir entre el bien y el mal.[2]

Consciencia: Es la capacidad del ser humano para reconocer y percibir la realidad que lo rodea; para relacionarse con ella, reconocerse dentro de ella y reflexionar sobre ella; y es también el acto psíquico por medio del cual el individuo se reconoce a sí mismo en el mundo.[3]

Siendo así, el enfermo de ELA particularmente jamás pierde su conciencia, jamás pierde su consciencia y mucho menos su esencia. El paciente está totalmente presente durante todo el proceso hasta su fin.

Siempre tuve muy claro que, ante todo deben existir: **El Respeto, La Consideración y La Compasión.** Nunca se trató de imponer o sentir que gozaba de "poder". Al contrario, me invadía un sentimiento de querer ponerme a sus pies. De querer entender la evolución de acuerdo con el sentir de Daniel. Él debía ser prioridad, el más importante.

Piensa en lo que podrías ir haciendo para que el cambio sea paulatino y no llegue a existir ese sentimiento de impotencia e inutilidad de su parte y, de tu parte un… Ahora, ¿qué hago?

———

Con los cambios en las capacidades también se fueron presentando cambios económicos que alteraron todas nuestras finanzas. El principal de ellos fue la reducción en mi actividad laboral. Ahora debía dedicar más tiempo a los cuidados de Daniel y, obviamente, comenzaron las recomendaciones y soluciones que algunas personas tenían para mí... la más común: "sales a trabajar para que puedas pagar un cuidador". Ummmm... es de reflexionar... y con esa reflexión, tomé una decisión de la que nunca me he arrepentido. En primer lugar, lo que más necesitaba Daniel era saber que alguien que lo ama estaba a su lado y no le propiciaría jamás el sentimiento de abandono. Yo sentía que alguna persona extraña, no le podría dar el amor y los cuidados para que en medio de su enfermedad se sintiera feliz y complacido; y, en segundo lugar, era algo así como "comprar pan para vender pan".[4] Si lo que ganaba me alcanzaba para pagar el cuidador o menos, ¿qué razón tenía?

Sin embargo, las deudas del pasado se juntaron con la escasez del presente; y el ingreso cada vez más limitado, nos obligó a tomar decisiones contundentes, por lo que nos trasladamos a vivir a una ciudad pequeña en casa de familiares. ¡La mejor decisión! Y ese es otro tema muy importante... amigos y familia.

En realidad, tuvimos la valiosísima oportunidad de conocer quienes hacen parte de nuestras vidas y quienes no. Sin embargo, ten presente que para no caer en juicios errados hay quienes en realidad están solo de paso o están aquellas personas a las que se les hace muy difícil procesar la nueva realidad tuya y de tu ser querido, y entran en un estado de shock que en muchas ocasiones nos es difícil entender.

Una gran amiga, pasados los años me confesó que no nos visitaba por que para ella no era fácil aceptar la condición de Daniel y mucho menos se sentía capaz de verlo en esa situación, independiente de si estaba avanzado en el proceso o no. Y entonces... lo entendí.

3

DANIEL

Daniel, mi valiente, mi héroe, eso fue para mí. Él vivió su proceso como el más valiente de los valientes; su nobleza, su entereza, su humildad y su alegría fueron algunas de las cualidades que hicieron que día a día me sintiera más enamorada. Nuestra historia en este plano concluyó con dos personas profundamente enamoradas uno del otro. ¡Qué persona tan maravillosa! Y, tal vez te preguntes... ¿cómo es posible que alguien con ELA, con una condición tan difícil, pueda tener esa actitud tan positiva?

Todo tiene un principio un proceso y un final.

Son muchos los sentimientos que se mueven en el interior de una persona con un padecimiento tan complicado. En particular, y desde mi perspectiva, en un principio, por lo que aprendí con la cercanía que vivimos los dos, creo que estos sentimientos pueden ser iguales para todos quienes son diagnosticados con una enfermedad terminal.

———

El día que recibimos el diagnóstico nos dijeron Síndrome Cerebeloso.

Hubo un tenso temor latente, hasta aquella consulta en la que el doctor nos explicó realmente lo que Daniel tenía y lo que debíamos esperar. Síndrome Cerebeloso.

El cerebelo es la parte posterior del encéfalo que se encarga de la coordinación muscular y otros movimientos no controlados por la voluntad. El cerebelo procesa información proveniente de otras áreas del cerebro, de la médula espinal y de los receptores sensoriales con el fin de indicar el tiempo exacto para realizar movimientos coordinados y suaves del sistema muscular esquelético.[5]

Según el doctor quien lo vio ese primer día, le esperaba un proceso de pérdida de las funciones musculares, de tal forma que llegaría el momento en que quedaría totalmente paralizado y las únicas funciones con las que contaría serían el oído, la vista y la mente. A esto añadió... puede ser un deterioro de dos, cinco o hasta veinte años.

Salimos del consultorio, había un lugar para sentarse en el pasillo y caímos sentados en él como si algo nos hubiera empujado hacia abajo. Daniel quedó pasmado unos segundos y luego reventó en llanto; un llanto interminable por el terror que se apoderó de él al sentir la posibilidad de morir y todo lo que ese pensamiento conlleva. La muerte... tal vez el pensamiento más recurrente y deprimente para quienes reciben este tipo de noticias y deben sentir día a día su inevitable llegada y, aún más para Daniel, ateo -en mi percepción más por educación que por convicción-, pero ateo, al fin y al cabo.

Para nadie es un secreto que para una persona creyente

que tiene una orientación religiosa, llámese de la forma que se quiera, es más fácil sobrellevar las dificultades por qué tienen de alguna manera a "alguien o algo" a quién acudir, de quien aferrarse, así se encuentre totalmente solo. Pero no era el caso de Daniel. Siempre le temió mucho a morir y la razón principal, decía, era porque le daba miedo que, al llegar ese momento, se iba a encontrar en medio de una total obscuridad, sin nada más. Esa visión siempre me dio la certeza que, aunque no lo sabía, muy en su inconsciente sentía que hay algo más que solo materia.

Los días fueron pasando y cada vez sus movimientos más limitados. El tener que ir abandonando sus rutinas y sus capacidades puede llegar a ser muy doloroso para cualquier persona. Éste, es el proceso. Y aquí, es donde tú como cuidador o cuidadora acompañante, juegas el papel más importante; de ti depende que esta etapa sea más sencilla, llevadera y cumpla con el propósito que todo esto trae.

La persona enferma en este punto puede esperar tres cosas: la primera, ser abandonado; la segunda, ser soportado; la tercera, ser amado.

Puede llegar a ser muy natural sentir, que mientras se

encontraba sano no hizo bien las cosas; y eso, atemoriza y complica mucho su situación, porque vienen los remordimientos y el miedo. Pensamientos como… ¿si me irán a soportar? ¿tendrán la paciencia suficiente? ¿me abandonarán? o… ¿me dejarán en un asilo y nunca más me van a volver a visitar?... en fin… Imagínate el sufrimiento que estos pensamientos traen sumados a la espera de ese deterioro incapacitante.

Debes saber que sin importar lo que esta persona haya hecho o como haya sido su comportamiento, tienes en tus manos la más linda oportunidad de tu vida, porque es aquí donde puedes demostrarte y reconocer **QUIÉN ERES** realmente. Todo lo que eres capaz de hacer. Recuerda que Dios nunca te va a dar pruebas superiores a lo que tú puedas soportar.

―――

Durante este proceso, Daniel vivió una cascada de sentimientos y emociones. Vivió el miedo a convertirse en una persona inútil e incapaz, miedo a necesitar ayuda para cualquier cosa, miedo a perder capacidades que no le permitirían realizar actividades que tanto le gustaban como conducir, caminar, hablar, hacer crucigramas, sentarse con sus amigos a tomar tinto y hacer tertulia, en fin... y fue en esos momentos en que reevaluó e hizo conscientes cientos de actividades que hacía a veces, casi automáticamente, pero que ahora tomaban gran importancia. ¡Y dolió!... mucho le dolió tener que ir abandonando una a una. Vivió depresiones al pensar frecuentemente que iba a ser de Daniel Andrés y de mí cuando él se fuera; fue un pensamiento que lo acompañó muchos días de su enfermedad y que lo hacía llorar; y a medida que avanzaba el tiempo y la incapacidad, era más y más grande el temor y la depresión con que en las mañanas se despertaba, siempre con las mismas palabras: "no me quiero morir... no quiero seguir viviendo así... pero no quiero morir". Afortunadamente, estas depresiones no duraban más que minutos, porque después de poder hablar y desahogarse, comenzaba un día con mucho consentimiento, atenciones, alegría. Esto se define... ¡con mucho Amor!

Daniel casi siempre expresó lo que sentía (digo casi siempre, porque en sus últimos días omitió algo, que le hizo tomar la más difícil decisión de su vida), pero son más las personas que no lo hacen, a veces por no lastimar a quienes los cuidan, a veces por vergüenza de expresar sus sentimientos, y en la mayoría de las veces, por el miedo a la reacción de quien los escucha.

En general, somos tan egoístas... y pretendemos que el otro hable, sienta, reaccione, piense y se exprese como nosotros esperamos. El paciente dice: "tengo miedo de...", y nosotros de inmediato respondemos: "No, no tengas miedo"; "me voy a morir...", "No, no digas eso que eso no va a pasar..."; y para completar le añadimos: "te vas a curar, vas a ver"; dice: "estoy triste porque...", "No, no te pongas triste que todo va a pasar, no hay necesidad de ponerse triste"; la persona llora..., "no, no llores no sacas nada llorando o... no llores tienes que estar tranquilo". Como estos ejemplos pueden ser muchísimos y ¡esto, es egoísta! A quién cuidas está en todo su derecho de sentir, de llorar, de hablar, de expresarse igual que tú. Permítele vivir su duelo. Si... el duelo no se vive solamente con el fallecimiento de alguien; un duelo se vive ante cualquier tipo de pérdida; y ésta, es una de ellas y muy prolongada. Hay que vivir el duelo y permitir que los demás lo vivan. Tú también tienes tu duelo y debes vivirlo paso a paso.

———

Continuando con todo este proceso, ¿cómo llegamos a tener una actitud tan positiva en una situación tan difícil?

Hay una premisa que define este logro: **¡De lo que das, recibes con creces!**; y dos palabras que, para mí, definen esta premisa: **Amor y Alegría**. En mi caso el sentir... **¡Primero tú!**

En conclusión, aunque Daniel con todo su derecho tuvo sus duros momentos de mucho miedo, dolor, angustia y depresión, pudo sobreponerse a éstos; en primer lugar, expresándolos cuando todavía podía hablar, o yo lo interpretaba cuando él ya no pudo comunicarse más. En ese momento, ya era para mí relativamente fácil hacerlo porque pude llegar a conocer sus reacciones mientras lo escuchaba y le permitía desahogarse, dándole el espacio de expresar lo que sentía, reconociéndole su dolor y su angustia, de manera que pudiera sentirse acompañado y no se sintiera solo en su dolor, como suele suceder con una gran cantidad de dolientes; se sienten solos, aunque tengan diez personas o veinte a su alrededor cuidándolos. Solos, porque quienes están a su lado no tienen la capacidad de ponerse en sus zapatos y pretenden tapar los sentimientos de quien los expresa, muchas veces por ignorancia, por no saber cómo expresarse o simplemente, por no saber qué decir. Mi consejo... permítele expresar todo lo que siente y tu solo escucha a menos que quien te habla espere una respuesta puntual; y, si quieres decir algo, ojalá sea algo así como: **"solo tú sabes lo que sientes, y puedo imaginar que es muy difícil. Si yo estuviera en tu lugar, tal vez nunca lo llevaría como tú lo haces. Eres muy valiente, te admiro por eso"**. Le das un beso, un abrazo y mucho amor. O lo que quieras decir, pero permítele vivir y expresar su duelo.

Estos son momentos de ansiedad y depresión que en los comienzos del proceso y cuando el deterioro se hace más visible... se intensifican. ¿Sabes cómo los puedes distanciar o disipar? con **Alegría**.

No es fácil, pero procura no sentirte víctima. Esto lo repetiré una y otra vez... ¡Ojalá puedas entender la maravillosa oportunidad que tienes entre tus manos! Por quien cuidas y por ti, ¡**Sé Feliz**! Escucha la música que te gusta, baila, canta, cuéntale historias, invítale a que te acompañe en tus salidas, léele lo que más le gusta, que escuche la música que siempre le ha gustado, colócale los programas y películas que le llaman la atención. Y por favor, hazlo siempre. Recuerda que, aunque se encuentre en total discapacidad, siempre su oído, vista y mente, se encuentran en completo funcionamiento.

Por otro lado -y como una opinión muy personal-,

piensa que no es momento de reprimirle o negarle ciertos gustos que puedan ayudarle a ser feliz. Como ejemplo, negarle un dulce u otra cosa que le guste, no creo que le sane o le alargue la vida y si le puede dar alegría. No te digo que le permitas desbocarse, como quizás lo pudo hacer cuando se encontraba sano, pero darle gusto con su bebida preferida, sus alimentos preferidos, en fin... puede hacer la vida más llevadera para las dos partes.

―――

Ahora, veamos la parte física.

La Esclerosis Lateral Amiotrófica (ELA), es una enfermedad del sistema nervioso que debilita los músculos y afecta las funciones físicas. Produce debilidad muscular, espasmos musculares, músculos rígidos, problemas de coordinación, pérdida de músculo o reflejos hiperactivos, dificultades en el habla o espasmos de cuerdas vocales, babeo, deterioro cognitivo leve, dificultad para tragar, dificultad para respirar.[6]

Los primeros síntomas del ELA se presentan en las extremidades. En el caso de Daniel comenzó siendo evidente en su pierna derecha (pensamos que solo correspondía a un daño en la rodilla), por lo que le practicaron cirugía de meniscos; pero la cojera persistió después de su recuperación y muchas fisioterapias. También se comenzó a notar en su mano dominante con la aprehensión de objetos; le faltaba algo de seguridad.

Muy pronto, debió dejar poco a poco de escribir; pero su afición de completar crucigramas, lo mantuvo hasta cuando definitivamente le fue imposible sostener el bolígrafo.

También le gustaba leer la revista semanal de automóviles y lo continuó haciendo semana a semana hasta cuando ya le fue imposible hacerlo. Sentada a su lado de manera que pudiera seguir con su mirada los títulos y las imágenes y, además pudiera elegir el artículo que tal vez no quería que le leyera, siempre la repasábamos de punta a punta.

También, fueron muchísimas las oportunidades que debíamos salir a buscar citas médicas, autorizarlas, hacer mercado, pagar cuentas... y él, siempre me acompañó. Así sentía que me cuidaba. Qué feliz me hacía poder compartir cada uno de esos momentos, aunque su sacrificio era enorme y el agotamiento en varias ocasiones fue muy evidente en los dos, pero especialmente para él. Debía quedarse en el carro esperándome a veces por horas y en momentos, debíamos correr de donde estuviéramos a casa porque le entraba urgencia de ir al baño. Pero, sentir que me acompañaba y me protegía le daba tranquilidad y felicidad... ¿por qué yo se lo habría de negar? Si esa era mi finalidad; que Daniel se sintiera lo más útil y feliz posible. Lo más importante, sabía que a pesar de él y de muchos, podía seguir viviendo y no ser confinado a una habitación sin posibilidades.

———

Cuando comenzó a usar bastón, muy pronto conseguí el caminador. Este caminador estuvo guardado unos cuántos meses, pero el día que lo necesito ya estaba ahí.

Qué bueno es contar con la ayuda oportuna en el momento oportuno y no sentir la angustia por no estar preparada por mi parte y la sensación de inutilidad por la de él.

Caminador: días después de estar usando el bastón le hice saber que el caminador estaba listo por si algún día, sentía que lo quería utilizar.

En un principio, él lo usaba solo; pero llegó el momento

en que se le dificultó, no recuerdo bien si fue por coordinación o por movimiento. Me acerqué a asistirle y una vez asintió, supe que debía estar lista desde ese momento y en cada instante cuando él necesitara la ayuda para incorporarse y caminar.

Al comienzo, simplemente parada frente al caminador mirándolo, mirándonos cara a cara, le ayudaba a levantarlo un poco y él mismo lo movía hacia adelante; meses después ya debía ayudarle a levantarlo y a moverlo para que él diera su paso.

Se empezó a hacer más difícil; entonces, con mi mano dominante tomaba el caminador y lo movía hacia adelante y con mi otra mano en su espalda como si lo fuera a abrazar, le ejercía la resistencia necesaria para ayudarlo a avanzar. De esta forma le facilitaba el paso.

Finalmente, con la mano en la espalda podía también ayudarlo a sostener, ya que comenzó a perder el equilibrio hacia ese lado. Si hubiera perdido el equilibrio del otro lado, obviamente yo habría tenido que aprender a manejar el caminador con la mano menos dominante. ¿A qué voy con esto? Entiendo que tal vez no puedas por que tengas alguna dificultad particular; pero si puedes... ojalá quieras.

Así, como lo he dicho, este proceso se hará más fácil para la persona que amas y tu podrás dormir con la satisfacción del deber bien cumplido.

Y si es gratificante para ti, no dudarás en sonreír mucho cuando estés frente a ese caminador, hablar y recordar momentos memorables y agradables que los hagan reír.

———

Llega el momento en que el caminador ya no es viable y ahí, lo ideal es que tengas la silla de ruedas lista. Recuerda informarle con tiempo que ya la tienes para darle la tranquilidad necesaria.

Comienza otra etapa. Aunque con el caminador es necesario ayudarle a levantarse, aquí se hace necesario, además, prácticamente moverlo.

En mi caso, siempre me gustó el deporte y... bueno, con esa situación me era difícil ejercitarme; procuraba hacerlo cuando el tiempo y el cansancio no me lo impedían. Sin embargo, aquí encontré una forma de ejercitar ciertos músculos míos y a la vez también de él.

Salido del baño cada mañana después de tomar la ducha me sentaba en el suelo, le secaba los pies, se los vestía y al pararme él me daba sus manos. En ese momento él hacía la fuerza que más podía para levantarme del piso (esta acción lo hacía sentir útil para conmigo) y yo ponía de mi parte lo mismo para completarla. Así ejercitábamos brazo. Una vez me ponía de pie, ya él me decía que yo debía hacer mis sentadillas, para lo que me sostenía de igual forma, y así las hacía.

No quiero decir con esto que debas hacerlo todo y mucho menos de la misma forma. Te digo, que ojalá encuentres los espacios para compartir, divertirse y comportarse entre la mayor "normalidad" posible.

———

Llegamos a la silla de ruedas, porque ya sus movimientos eran muy limitados.

En este punto y si no tienes un cuidador o cuidadora que te ayude, debes poner mucha atención a tus movimientos y tus posiciones.

De hecho, lo debes hacer desde un principio. Es algo que no siempre se te enseña; y si eres de las personas impulsivas que actúan sin tomarte el tiempo para analizar mucho, puedes llegar a tener lesiones que no te permitan moverte, y no podrás ayudar al otro.

Recuerda siempre: columna recta y músculos de brazos, abdomen y espalda en tensión.

Lo mejor, si no encuentras la forma fácil para ti de hacerlo, pide a alguien con este conocimiento que te indique los movimientos más comunes: levantar, sentar y girar

Si te corresponde moverlo en la cama sin ayuda o con ella, siempre es bueno que te valgas de una sábana de movilidad puesta entre el colchón y tu paciente que vaya de la nuca a la mitad de los muslos y que salga bastante por los laterales de la cama. Si te encuentras solo y debes subirle lo haces desde la cabecera. Toma las esquinas de la sábana, la enrollas en tus manos y halas hacia ti, obviamente, sin almohada y con la cama totalmente acostada. Con las sábanas te va a hacer relativamente más sencillo subirle, bajarle, darle la vuelta. Usa almohadas y cojines para asegurar que no se voltee y también para evitar escaras por los roces.

―――

Como ésta, cada acción va a ser día a día más limitada, y tú le vas a ayudar para que cada una de ellas la viva hasta cuando físicamente no pueda.

Te voy a contar de qué forma le ayude a Daniel con algunas de estas limitaciones; quizás te de una idea para tu actuar.

Lavarse las manos

Le tenía una mesa pequeña que yo podía mover y ponerla frente a él en el lugar donde se encontrara. Sobre ella, un bol plástico en el que colocaba sus manos se jabonaba y, mientras él se frotaba, yo le vertía agua. Normal. Con el tiempo, se hizo necesario aplicarle el jabón y frotarle sus manos al mismo tiempo que le vertía el agua. Los procesos son sencillos y muy claros para todos, pero en ocasiones, la preocupación no deja pensar y encontrar la forma fácil.

El lavado de la boca muy pronto quedó todo bajo mi responsabilidad. El uso de la seda dental se hace obligatoria, al menos una vez al día. Aquí debemos ser muy cuidadosos para evitar la presencia de caries. Éstas pueden ser muy dolorosas y deprimentes. Si tu ser querido no se puede comunicar y en algún momento deja de comer, frunce el ceño al beber, al masticar o lo hace frecuente sin razón, puede tener un fuerte dolor en algún diente o en alguna otra zona de su rostro. Es momento de darle la atención inmediata que se merece.

Ducha

A una silla plástica con brazos, le hicimos adaptar un arnés metálico en la base con cuatro ruedas resistentes de acuerdo con su peso, de manera que me era posible llevarlo desde la cama a la ducha, darle un delicioso baño con esponja (siempre utilicé una esponja suave), luego secarlo muy bien, y en la misma silla llevarlo a la habitación. Eso sí, se hizo necesario quitar un trozo del muro bajo que algunas duchas tienen, y así, permitir la entrada de la silla.

Alimentación

La alimentación se encuentra entre los motivos que les otorgan mayor importancia a los cuidados de un paciente.

En nuestro ser querido, la deglución comienza a fallar y se hace necesario poco a poco ir disminuyendo los sólidos.

Pero… ¿y entonces?... Debe alimentarse con cremas, purés y todos los alimentos en esta consistencia. ¿De pronto, querrás darle carne, arroz, entre otros y no sabes cómo? una deliciosa crema de verduras y en ella le licúas su porción de carne, su arroz y lo que consideres para darle buen sabor y buena nutrición.

Por otro lado, los líquidos se van volviendo peligrosos debido al riesgo de broncoaspiración. Es cuando hay que comenzar a espesarlos, para lo que puedes usar gelatinas; o existen en el mercado algunos productos especiales para este tipo de pacientes. Estos productos espesan todos los líquidos sin cambiarles el sabor. Puedes conseguirlos en los lugares especializados de productos médicos y farmacéuticos. Sí buscas por internet como espesantes para líquidos, podrás saber de qué se trata.

En general, las estrategias de nutrición y alimentación tendrán que ir modificándose y adaptándose de acuerdo con la fase de la enfermedad en que se encuentra.

"Ten presente que, en muchas ocasiones el hecho de forzar la alimentación no va a tener consecuencias positivas en el bienestar de la persona enferma ni su calidad de vida, siendo una causa de sufrimiento añadido.

A nivel general, y cuanto más se acerque el final de la vida, el objetivo es comer lo que se quiera, cuanto se quiera y cuando se quiera. Es importante tener una actitud positiva ante la comida y sentir que comer es un placer. Más que buscar un equilibrio nutricional rígido, lo que nos interesa es que el paciente disfrute lo máximo posible.

Conviene tener una amplia variedad de alimentos para escoger y pequeñas porciones que resulten apetitosas en lugar de un plato monótono y abundante. Establecer un mínimo de cinco comidas al día e intentar no saltarse ninguna. Evitar exceso de comidas con calorías vacías y evitar ingerir líquidos con comidas para evitar sensación de plenitud. Flexibilizar los horarios casi a demanda de la persona enferma".[7]

―――

Son un gran número de aspectos y situaciones que se te pueden ir presentando en el proceso, pero verás como irás solucionando uno a uno, haciendo uso de tu entereza y tu sentido común. Sin embargo, si en algún momento sientes que no encuentras el camino, no dudes en pedir ayuda. Estoy segura de que siempre habrá quien esté dispuesto a escucharte y quizás a extenderte su mano.

4

ADRIANA

Aunque suene duro, por probabilidades, Daniel partiría primero que yo. Este pensamiento me llevaba a saber que ya tendría yo, el tiempo y espacio para descansar y recomponerme cuando todo esto terminara.

Siempre fue más importante vivir cada momento presente con él, que el tiempo que esto tal vez nos llevara. Sabía que podían ser años y que quizás llegaría a mi vejez en medio de esta situación (cómo nos advirtieron podría ser de 2 a 20 años).

Sí, hubo cambios, fuertes cambios en mí; físicos, emocionales, pero por sobre todo espirituales.

Durante mi vida siempre me caractericé por ser una mujer activa, siempre me ha gustado el deporte, el baile, el trabajo, caminar y, en general, vivir con muy buena actitud. Me considero una persona resiliente, aunque con subidas y bajadas como cualquier ser humano. Una persona común y corriente como la mayoría, con dos ojos, dos oídos, dos brazos con sus manos, dos piernas con sus pies, nada fuera de lo común, pero con el convencimiento que soy capaz de hacer lo que me proponga sin excusas y responsable de todos y cada uno de mis actos. Este comentario lo hago, porque hay quienes piensan que algo excepcional me cubre. Y no… no tengo más brazos, ni más ojos, ni nada más que los demás. Soy igual, y si yo lo logré, cualquiera en condiciones normales, lo podría hacer.

Todo ser humano, cada uno de nosotros sin excepción, estamos llenos de cualidades y posibilidades y, para mí es muy claro que la diferencia entre unos y otros solo está en la forma como las vemos, las aprovechamos y las vivimos, y en la elección de los dones que queremos desarrollar.

Cada uno de nosotros tenemos la capacidad de cuidar a nuestro ser querido de la mejor forma si lo queremos. Solo debes dejar que tu corazón te hable y seguirlo paso a paso. Obviamente, no será fácil, pero tampoco será difícil. ¿cómo lo quieres ver tú? como una carga o como una oportunidad?

Si el amor prima, será fácil para ti porque jamás lo verás como un sacrificio, aunque los demás lo sientan y lo vean así. Te compadezcan. Ellos te aman, les gustaría que tú no sufras. Pero solo tú decides cómo te quieres sentir.

Ahora, si quieres llorar..., llora; si quieres gritar..., hazlo, desahógate; y ojalá, lo hagas con alguien que esté dispuesto a escucharte y entenderte; si quieres estar solo, busca el espacio y si quieres orar..., ora; pero no te guardes nada.

———

Esta experiencia fue y ha sido la mejor oportunidad de mi vida.

Oportunidad de conocer hasta lo más profundo de su ser y en sus peores momentos, al maravilloso ser humano que me eligió para ser su compañera de vida.

Oportunidad de conocer mis mayores fortalezas y debilidades.

Oportunidad de dar de mí lo mejor.

Oportunidad de superar miedos.

Oportunidad de aprender a ser mejor.

Oportunidad de reaprender de primera mano lo que es tener paciencia, voluntad, comprensión, compañerismo, compasión y a dar más amor del que jamás imaginé.

Oportunidad para aprender a orar.

Oportunidad de conocer lo que en verdad significa amar incondicionalmente.

Oportunidad de acercarme más a Dios, a sus seres de luz y a mi Yo Superior.

Por esta razón, nunca sentí ni siento ahora que haya sido un sacrificio como muchos lo vieron en su momento. Sé que sufrían por mí, pero yo me sentía bien, plena. A veces cansada, agobiada, triste, no lo voy a negar, a veces oraba llorando, pidiendo al cielo que no me lo dejara sufrir, pero a la vez entendía, que era el proceso que los dos debíamos vivir por razones que aún no entendía del todo.

Al igual que quien vive la enfermedad, tú también vas a vivir una cascada de emociones, dudas, impotencia; y eso, está bien. Cada sensación es necesaria. Con cada una de ellas te fortaleces más, aprendes más y creces más. **¡Permítete vivirlas!**

———

Desde el momento en que recibí el diagnóstico, mi vida comenzó a cambiar.

Además de todos estos sentimientos por los que atravesaba por Daniel y su enfermedad, poco a poco, día a día, mi rutina fue cambiando.

En este instante toma un tiempo para ti, siéntate y analiza cómo podrían ser los días y meses por venir y con qué posibilidades cuentas.

Sé que para muchos no hay posibilidades. No es nada sencillo dejar de trabajar y, por esta razón, no pueden cuidar a su ser querido. Es el momento de hacer lo que debas hacer, e ir reevaluando y tomando las decisiones que te hagan sentir paz. Nadie mejor que tu para saber que es lo mejor.

Pero haz algo por ti. Por favor créeme. **Cuando tu energía vibra en positivo a pesar de la situación, las dificultades se van disipando y se abren nuevas posibilidades. Atraemos hacia nosotros lo que sentimos pensamos y vibramos.**

Quiero exhortarte a agradecer más y renegar menos, ojalá nada; a no quejarte sino a aprender; a entender a tranquilizarte y a orar. Solo así los caminos que crees cerrados se abrirán para ti. Verás como cada vez las cosas se van haciendo más fáciles para los dos. Confía.

Recuerda que solo en ti está el poder para vivir como quieres. Busca tu paz interior, y te darás cuenta cómo esta paz se va extendiendo a todo tu alrededor.

Mi decisión fue… a pesar de las circunstancias, hacer lo que vinimos a hacer a esta tierra; y, ya lo sabes: **¡Ser feliz!**

―――

Los ingresos disminuyeron y cada día la situación se tornó más difícil.

Con un hijo adolescente, muchas deudas y compromisos ya imposibles de cumplir, llegué a tal grado de desesperación que no encontraba salida. Los recursos económicos se encontraban totalmente en rojo.

Un día, ya sin saber cómo más actuar, en medio del llanto desesperado, levanté la mirada al cielo y le entregué todos mis problemas a Dios. Llorando dije: "Señor, no sé qué hacer, no puedo hacer más, no puedo más, ya no puedo pagar lo que debo. Por esto, de acá en adelante te entrego todas mis deudas, mis angustias; a partir de ahora, dejo todos mis problemas en tus manos. Que pase lo que tú decidas que tenga que pasar. Señor, padre todopoderoso gracias por ayudarme".

Y, todo cambió. Puertas que no conocía, comenzaron a abrirse y algunas que conocía pero que simplemente nunca se me habría ocurrido siquiera que podía tocarlas, finalmente se abrieron. Nuestra vida cambió.

Y terminé de convencerme de la tercera lección:

"CUANDO ESTÁS CON DIOS, NADA TE FALTA"

5

CUIDADOS ESPECIALES

El diagnóstico de una enfermedad terminal en cualquiera de los miembros de una familia es causa de una situación de crisis e inestabilidad familiar.

Los enfermos viven dos fases de adaptación: La primera va desde el momento en que comienza a sentir síntomas y se realiza el diagnóstico, hasta cuando se le informa de su situación. La segunda comienza desde el momento que es informado y sabe que va a morir en un plazo más o menos breve.

Voy a enumerar aquí las fases por las que atraviesa el enfermo una vez es informado, [8] que es el caso que nos atañe:

1. **Fase de Negación:** El paciente entra en shock. Sabe que el mundo se desvanecerá para él. Trae como consecuencia la soledad, el desamparo, la necesidad.

    Se hace afirmaciones como: "no, yo no", "no puede ser", "es imposible", "se equivocaron".

2. **Ira:** Cuando no se puede mantener más la negación, es sustituida por sentimientos de ira, rabia, envidia y resentimiento. ¿Por qué a mí?, ¿por qué ahora?

3. **Pacto o regateo:** casi nunca son verbalizados estos pactos porque son guardados en secreto o se mencionan entre líneas por el paciente. La mayoría de los casos, los pactos se hacen con Dios.

4. **Depresión:** cuando no se puede seguir negando su enfermedad, cuando se ve obligado a pasar más hospitalizaciones u operaciones, cuando empieza a tener más síntomas y se debilita o adelgaza.

5. **Aceptación:** pocos pacientes mantienen la

lucha defensiva hasta el final. La mayoría llegan a un período de relativa tranquilidad; obviamente, no de felicidad ni bienestar, en el que se acepta el final. La aceptación es más frecuente en aquellas personas que mueren maduramente, es decir, en aquellas en que la muerte viene a poner fin a una vida de realizaciones y de plenitud.

6. **Decatexis o depresión preparatoria:** es la última fase. Pone fin a toda comunicación. La persona está todavía presente, su cuerpo vive todavía, pero su conciencia parece invadida por las percepciones de una realidad que ya no podemos compartir. Es un momento en que el enfermo tiene la mayor necesidad de ayuda. Momento de la terapia de silencio para el paciente y la disponibilidad para los parientes.

Hay una clara diferencia entre cuidados paliativos y la atención para pacientes terminales. Los dos, tienen como propósito el bienestar de los pacientes; pero los primeros, pueden darse desde el momento en que se ha hecho un diagnóstico y comienza un tratamiento, mientras que la segunda, inicia una vez se suspende el tratamiento y se sabe que la muerte está próxima.

Quiero enfatizar en este capítulo acerca de "Los Cuidados Paliativos", especialidad que se focaliza en los cuidados apropiados para el paciente con enfermedad terminal, crónica, degenerativa e irreversible, donde el control del dolor y otros síntomas, requieren, además, de apoyo médico, social, espiritual, psicológico y familiar, durante la enfermedad y el duelo. La atención paliativa afirma la vida y considera el morir como un proceso normal".[9]

Gracias a los cuidados paliativos las personas con enfermedades graves pueden llegar a sentirse mejor y se pueden llegar a prevenir o tratar los síntomas y efectos secundarios de la enfermedad y del tratamiento. También tratan problemas emocionales, sociales, prácticos y espirituales que produce la enfermedad.[10]

Las palabras acertadas y precisas de la Doctora Sandra Cortés, directora de la Fundación Pallium Colombia, quien nos guió los pasos durante los últimos días de vida de Daniel, el día que lo conoció fueron: **"Yo no vengo a alargarte, ni a acortarte la vida; yo vengo a ayudarte a que la vida que te quede, la puedas vivir de la mejor forma posible"**.

Y eso es lo que busca esta maravillosa especialidad y lo que cada uno de nosotros como familia, allegados, amigos y en especial los cuidadores, debemos propender. No es sencillo si no se tiene una guía; pero sí la hay y aquí te doy varias pautas que puedes tener en cuenta para un paso más asertivo en este camino que, aunque no es fácil, puede hacerse más llevadero y tranquilo.

Cicely Saunders (1918 – 2005) fundadora de los cuidados paliativos observó en los pacientes con enfermedades terminales, dos tipos de dolor: el dolor físico y el dolor psicológico espiritual de la muerte, y definió lo que se denomina dolor total, que incluye elementos sociales como emocionales y espirituales. La experiencia total del paciente comprende ansiedad, depresión y miedo; la preocupación por la pena que afligirá a su familia; y a menudo, la necesidad de encontrar un sentido a la situación, una realidad más profunda en la que confiar.[11]

"Los programas ejecutados por asistencia paliativa son realizados como trabajo en equipo, con el propósito de brindar apoyo tanto al paciente como a las personas que les proporcionan el cuidado, inclusive apoyo psicológico, así como atención a las necesidades físicas. El enfoque debe ser precoz, simultáneo a los tratamientos específicos y rehabilitadores y de soporte nutricional y respiratorio.

El objetivo principal es vivir lo más plenamente posible, a pesar de la enfermedad. Esto implica tener proyectos y llevarlos adelante; proyectos día a día, semana a semana, mes a mes e identificar todo aquello que pueda disfrutar. Cómo evitar o disminuir el sufrimiento. Es natural que exista mucho amor alrededor de un paciente con ELA".[12]

Por ser los cuidados paliativos una especialización médica con apoyo de un equipo multidisciplinario y holístico, la espiritualidad se hace más enriquecedora porque, asimismo, puede intervenir la comunidad.

No es mi pretensión que realices acciones que solo los especialistas con sus conocimientos pueden abordar. Sin embargo, incluye algunos aspectos que tú puedes tener en cuenta para que actúen a tu favor y en favor de tu ser querido.

> I. **Derechos de paciente y familia en cuidados paliativos Según la OMS derechos de enfermos/as terminales, son los siguientes:**
> 1. Tengo derecho de ser tratado como un

ser humano vivo hasta el momento de mi muerte.
2. Tengo el derecho de mantener una esperanza, cualquiera que sea ésta.
3. Tengo el derecho de expresar a mi manera mis sufrimientos y mis emociones y lo que respecta al acercamiento de mi muerte.
4. Tengo el derecho de obtener la atención de médicos y enfermeras, incluso si los objetivos de curación deben ser cambiados por los objetivos de confort.
5. Tengo el derecho de no morir solo.
6. tengo el derecho de ser liberado del dolor
7. Tengo el derecho de obtener una respuesta honesta, cualquiera que sea mi pregunta.
8. tengo el derecho de no ser engañado.
9. Tengo el derecho de Pedir ayuda de mi familia y para mi familia en la aceptación de mi muerte.
10. Tengo el derecho de morir en paz y con dignidad.
11. tengo el derecho de conservar mi individualidad y de no ser juzgado por mis decisiones, que pueden ser contrarias a las creencias de otros.
12. tengo el derecho de ser cuidado por personas sensibles y competentes que van a intentar comprender mis necesidades y que serán capaces

de encontrar algunas satisfacciones, ayudándome a entrenarme con la muerte.
13. Tengo el derecho de que mi cuerpo sea respetado después de mi muerte.

Por otro lado, es muy importante que el paciente, con la debida anticipación, realice "La Declaración de Voluntad Vital Anticipada" (VVAA).

La Declaración de Voluntad Vital Anticipada (VVAA),[13] es la manifestación escrita, realizada por una persona capaz que consiente y libremente expresa las opciones e instrucciones en materia sanitaria, que deben respetarse en el caso de que concurran circunstancias clínicas en las cuales no pueda expresar personalmente su voluntad.

Así, cada uno es protagonista de su propia vida y quién toma las decisiones hasta en los momentos de mayor vulnerabilidad. Además, es una forma de cuidar a la familia, ya que se les evita la dificultad de tener que decidir en momentos de mayor duda y los conflictos que esto que esto les puede generar

Para este proceso cuentas con los profesionales que te acompañan y son quienes te pueden explicar en qué consiste y aclarar todas tus dudas.

6

RESILIENCIA

Por la forma como han sido educadas, muchas personas tienen la tendencia a ver solo el punto negro y no la hoja en blanco que lo contiene, siendo la hoja en blanco el mejor y más amplio panorama. La inclinación a vivir un sentimiento nocivo para lograr otro más grande y poder, de una forma inconsciente, cada vez, estar peor. Por ejemplo, sentir que "el otro fue culpable de...", puede llevar a sentir mucho rencor o, "sentirme culpable de...", me puede llevar a sentir mucha ansiedad o depresión.

Lo que pretendo, es que logremos encontrar el lado positivo por el que podamos disminuir los sentimientos nocivos y por qué no, en las mejores de las ocasiones, volcarlos a nuestro favor.

No estoy para juzgar estos sentimientos porque cada persona los vive y los siente de una manera y con una intensidad diferentes. Solamente voy a incluir el punto de vista, que tanto me ayudó a vivirlos, cada uno de ellos, de una manera que me permitiera superarlos.

Son muchos los sentimientos que se entretejen al interior de la persona enferma, de sus familias y de los cuidadores. Voy a enunciar y hacer un breve recuento de algunos de ellos; espero sea de utilidad de alguna manera para tu diario vivir, el de la persona que amas y para cualquier miembro de la familia.

Miedo

Se define el miedo como sensación de angustia provocada por la presencia de un peligro real o imaginario.[14]

Produce cambios inmediatos en nuestro cuerpo como incremento en el consumo de energía celular, aumenta la presión arterial, aumenta los niveles de azúcar en sangre y la actividad de alerta cerebral. A su vez, se disminuyen o se detienen las funciones no esenciales, se incrementa la frecuencia cardiaca y la sangre fluye a los músculos mayores especialmente a las extremidades inferiores en preparación para la huida; se inicia una cascada hormonal desde el hipotálamo hasta la hipófisis y las glándulas suprarrenales, incrementando los niveles de adrenalina y cortisol. Estos cambios en el organismo vienen acompañados de modificaciones faciales cómo: apertura de los ojos para mejorar la visión, dilatación de las pupilas para facilitar la admisión de luz, la frente se arruga y los labios se estiran horizontalmente.[15]

Después de conocer todos estos cambios que produce el miedo en nuestro organismo, podemos deducir que no hay mucho de positivo en ello y que debemos propender por bloquearlos.

En la edad adulta, se espera que una persona tenga la capacidad de identificar y reconocer las emociones propias entre ellas el miedo, así como entenderlas y sobrepasarlas.

Fácil decirlo. Sin embargo, no tan fácil de vivir, máxime

si estamos en frente de un proceso que de alguna u otra forma nos está pisando los talones y llevándonos a una inexorable muerte temprana. Ya sea el miedo que nuestro ser querido siente por su inminente muerte o el que nosotros sentimos al ver cada día más cerca del fin de quien amamos.

Pero este miedo tiene una particularidad. A diferencia del miedo que se siente comúnmente que es por algo repentino que sucede, así igualmente pasa, nuestro miedo comienza un día, pero con la diferencia que puede extenderse en tiempo por meses e inclusive por muchos años.

Y es ahí donde debemos actuar... Comenzar a preocuparnos por conocer aún más acerca del proceso de la muerte, y llegar a verla de algún modo como algo normal, inherente a la vida. Solo tú sabes si crees o no, pero el creer en algo más te puede ayudar y dar sentido a este paso de la vida en el que no termina todo; sino al contrario, es el regreso a nuestro propio hogar de dónde venimos realmente.

Eso creo yo, y me gustaría que te des la oportunidad de conocer este punto de vista.

Llegamos a la tierra como seres espirituales a vivir

una experiencia humana en la que podamos aprender, crecer y reconocernos como esa divinidad de la que hacemos parte.

Dejamos nuestro hogar para venir a hacer una "maestría" acerca de un tema que hemos escogido y planeado y qué queremos superar. Pero... ¿Porque no lo recordamos?

Nuestro cerebro de bebé nos bloquea estos recuerdos previos para que podamos vivir la experiencia a plenitud desde sus inicios, y lograr así, el aprendizaje esperado.

Tal vez el creer o conocer esto, te ayude a entender que somos eternos, que no morimos, que solo la carne, el cuerpo se agota y ya no es más... Pero nosotros continuamos y lo hacemos en compañía de quienes siempre hemos conocido y de algunos seres nuevos, todo como parte de un plan evolutivo con el que nos acercamos cada vez más a la divinidad que realmente somos, pero que aún no conocemos o entendemos.

Sin embargo, por nuestra esencia humana y el amor que profesamos por nuestros compañeros de vida, persiste el miedo a perderlos y sentir la soledad por la ausencia de quién se va. Ese es un duelo inevitable que debemos vivir las dos partes durante todo este proceso, y nosotros, después de la partida de nuestro ser querido.

Cuando se ha amado, o si se ha tenido una relación de dependencia, es imposible no sentir el vacío que queda ante la ausencia; y es, cuando nos damos cuenta de que la mayoría no estamos preparados para este momento, así hayamos expresado lo contrario muchas veces.

Lo ideal es que puedas comenzar a ver el momento de la muerte como un gran acto de amor; por que quien se va, ya cumplió con su misión de aprender o de enseñar.

Dice la Dra. E. Kübler Ross:

"Nadie mejor que el moribundo mismo puede en definitiva ayudarnos a superar nuestro miedo y llegar a la aceptación de nuestra propia finitud años antes que tengamos que morir. Éste es el obsequio que nos hace si no lo abandonamos en el momento de su crisis."

Culpa

Se define la culpa como una falta o delito que comete una persona de forma voluntaria.

El sentimiento de culpa es la sensación interna permanente de haber hecho algo malo, de ser mala persona, de hacer daño a los demás, de haber infringido alguna ley, principio ético o norma, tanto en situaciones reales como imaginarias, produciendo un malestar continuado.[16]

"El sentimiento de culpa subjetivo, mórbido, ficticio, suele ser resultado de una educación llena de reproches en donde se ha valorado más el castigo que el premio o la aprobación y seguridad personal.

Si este sentimiento es normal y adaptado a la realidad, tiene como finalidad adaptar nuestros comportamientos a las normas del entorno familiar y social; pero hay un sentimiento de culpa patológico que está fuera de control y se vislumbra hasta por las cosas más pequeñas. No deja vivir, o disfrutar de la vida o de uno mismo. Viene ligado a la falta de autoestima, depresión o trastornos de ansiedad".[17]

Después de esta clara descripción podríamos definir si estamos viviendo con sentimientos de culpa y si es así, a qué grado lo tenemos.

Al saberse enfermos, muchos de los pacientes inician

un estado de reflexión con el que gran cantidad de ellos siente miedo al abandono, ya sea emocional, físico o ambos, que puedan sufrir por parte de sus familias. Este sentimiento suele acrecentarse al pensar en las cosas que consideran hicieron mal y los llevó en algunas ocasiones a perder el amor de las personas que más le debían importar; algunos hasta perder todo vínculo afectivo con su familia, aunque vivan bajo el mismo techo.

Y es en este momento, en el que esa reflexión puede ser positiva. Es posiblemente el momento más adecuado para pedir perdón y perdonar. Es el momento en el que esta persona puede llegar a comprender, que lo actuado anteriormente pudo haber cambiado las circunstancias y haber hecho daño. Mucho o poco, es el momento para que tú por tú parte perdones y pidas perdón. Porque todos fallamos. Ponte la mano en el corazón y como buen ser humano que eres, como esa persona grandiosa que eres, llénate de compasión. **¡Es el momento de retomar!**

Mira bien. La definición de culpa dice: "falta o delito que comete una persona de forma voluntaria"; pero también dice: "Puede ser resultado de una educación llena de reproches en donde sea valorado el castigo más que la aprobación".

Si devuelves el tiempo y te tomas un momento para recordar las situaciones en que tú has agredido a alguien, piensa... ¿Qué razones te llevaron a hacerlo? Y te darás cuenta de que vas a encontrar en estas razones, que aquella persona no pensó o hizo las cosas como tú las querías, como tú esperabas que fueran o como tú creías que debían ser. Y eso es totalmente válido, porque para ti en ese momento, tenías la razón. Pero... ¿Podrías pensar que la otra persona tiene su forma de entender ver y hacer las cosas? Y, Sí, lo hizo "mal" por falta de conocimiento o digamos por falta de "sentido común", según tu... ¿Por qué reprocharlo?... ¿Por qué juzgar y condenar?

De igual manera, a quién cuidas, pudo haber cometido cientos de "errores" en el pasado; pero la vida pasa y siempre hay tiempo para perdonar y perdonarse, para equilibrar los pesos. Y aunque las circunstancias ahora sean muy diferentes a las que tal vez algún día pensaste que podrían ser, es el mejor momento para lograr el equilibrio emocional con el que quizás soñaste.

Lo pasado, pasado. Ahora es el momento de mirar el aquí y el ahora, y vivirlo lo más intensamente posible.

Un día a la vez.

Por otro lado, y no menos importante, hay una culpa que nos agobia tras la partida.

Tal vez, te llegues a culpar por haber dejado de hacer algo que pudiste haber hecho o por haber hecho algo que, según tú, no debiste hacer.

Desde ahora te invito a que abras tu corazón a esa persona digas todo lo que quieras decirle y hagas con él/ella todo lo que consideres, quieres y debes hacer. Y, si llegado el momento de su partida sientes que algo te faltó… solo da gracias por su descanso y siéntete feliz porque seguramente hiciste mucho más de lo que él o ella esperaba y más de lo que tú alguna vez creíste llegar a lograr.

Te convertiste en el héroe o heroína para la persona que partió porque diste lo mejor de ti por su bienestar a pesar de tus limitaciones: tiempo, espacio, dinero, tus propias emociones, en fin… **¡ERES LO MÁXIMO!**

Ansiedad

Se define como un estado mental que se caracteriza por una gran inquietud, una intensa excitación y una extrema inseguridad.

Es un sentimiento de miedo, temor e inquietud. Puede ser una reacción normal al estrés.[18]

Sentir un miedo extremo acerca de una situación o algo específico. [19]

La causa más frecuente de ansiedad es el pensamiento de un futuro incierto. En muchas ocasiones las personas no tienen clara la razón por la que sufren de ansiedad; pero en nuestro caso, la razón es más que obvia. Aunque la ansiedad es una reacción normal y puede llegar a ser saludable cuando se activan por una amenaza o un peligro, se puede llegar a convertir en un trastorno cuando se activa en situaciones sin "causa aparente", hasta el punto de que interfiere de manera importante en las actividades de la vida diaria.

Nuestro familiar, sin lugar a duda, sentirá en algún momento ansiedad, porque la noticia de una enfermedad terminal puede producir mucho temor, no solo por las expectativas de lo que va a ocurrir en el proceso sino peor aún, por la proximidad de una muerte temprana inminente.

Y esta ansiedad se puede ligar muy fácilmente a una

fuerte depresión, o también, a ataques de pánico. Sin embargo, siempre hay algo que puedas hacer para ayudar y de esta forma ayudarte tú.

La ansiedad puede hacer que la persona se sienta muy sola, o puede hacer que se aísle por la intensidad de sus emociones. Si reconoces la ansiedad en tu familiar, debes saber que es producto de fuertes sentimientos de temor por un futuro sin esperanza.

Debido a nuestra falta de conocimiento y afán por tranquilizar a nuestro ser querido, podemos llegar a equivocarnos grandemente, por lo que aquí te dejo algunas recomendaciones de cómo comportarte en estos casos. Como te comentaba en un capítulo anterior, debes permitirle desahogar el sentimiento. Tú puedes minimizarlo de una forma coherente. Por ejemplo:

- **No le pidas que se calme** porque no lo va a hacer, incluso si se lo ordenas. No es algo que él/ella pueda hacer por voluntad propia. Si hubiera elegido tener ansiedad podría calmarse por sí mismo y obviamente lo haría. Su sentimiento es importante y no debe ser subestimado.

- **Jamás le digas "no tengas miedo".** Recuerda que está en todo su derecho de sentir; y por otro lado, siente el miedo de una forma diferente a como tú lo podrías sentir.

De hecho, me atrevo a decir que tú también puedes estar sintiendo miedo en esta situación y sabrás, que no es cómodo que te digan que no lo sientas, si a la vez no te dan un argumento que realmente te convenza. Así como tú lo sientes, podrás entonces saber que el miedo de él/ella es real y así le repitas o insistas en que no lo sienta, nunca se lo vas a quitar. **Aquí lo importante es que le reafirmes que tú estás ahí para ayudarle, acompañarle y hacerle saber que siempre estarás a su lado.**

- El decirle... **"Es normal que te sientas nervioso/a", o "Yo sé lo que es eso", o "Sé y entiendo lo que dices", no ayuda para nada** porque lo que tú hayas vivido o hayas sentido muy seguramente no se compara con la profundidad de sus sentimientos. Su sentir quizás sea una angustia generalizada que parece no tener fin. El fin de la ansiedad se encontrará muy probablemente en la aceptación, pero ésta no llega de un día para otro y en algunas ocasiones no alcanza a llegar.

- **Decirle algo como: "todo depende de ti, tú te puedes mejorar solo ten fe..."** Son solo frases sin sentido, vacías. Ponte en sus zapatos y piensa que eso no minimiza su temor.

Su enfermedad ha sido diagnosticada como degenerativa y obviamente terminal. El estado **AQUÍ y AHORA** es lo más importante y debemos centrarnos en esto; que nuestro actuar, sentir y hacer diario, se encargarán de lograr los milagros que han de llegar.

A veces es mejor no decir nada, sí con las palabras que decimos en verdad no ayudamos. Muchas de estas palabras se dicen para tranquilizarnos a nosotros mismos, pero… ¿Ayudan al otro?

- **Con "todo va a estar bien"…** ¿Podrás reconfortar a esa persona y quitarle el miedo? Claramente no. Para él/ella, muy seguramente nada va a estar bien. Si tiene ansiedad es porque está sintiendo que nada va a estar bien y, no porque se lo digas, las cosas van a cambiar, a menos que le comuniques lo que piensas hacer para que todo cambie; y de nuevo… le des un argumento totalmente válido. De otra forma, esta frase puede ser totalmente errónea.

A cambio de todo esto… ¿Qué puedes tú hacer para minimizar la ansiedad?

- Dale la seguridad de sentir que te tiene y que ese camino lo van a recorrer juntos de la mejor manera posible.

- **No dudes en preguntarle... ¿Hay algo que yo pueda hacer para ayudarte?** muy seguramente te diga que no, pero, aunque esto suceda, quédate a escuchar lo que tiene por decir. Si no comienza a hablar por sí solo dile: Cuéntame. Háblame. Qué sientes. Te escucho. Dale todo el tiempo que necesite. A medida que se exteriorizan los sentimientos se hace más fácil la aceptación.
- **No puedo saber lo que sientes, debe ser muy fuerte, realmente te admiro, eres una persona muy valiente, tal vez yo no lo llevaría con la entereza con que tú lo llevas.** Estas palabras, además de ayudarle a remontar sobre su ansiedad le sube la autoestima y lo puede hacer sentir más fortalecido. Es valorar de alguna forma su esfuerzo valentía y abnegación o aceptación.
- En lo posible y si la condición física lo permite **hablen en un sitio diferente**; invítale a salir al aire libre o al lugar donde tú prefieras, pero que sea de su agrado también. Llévalo a un lugar tranquilo dentro o fuera de casa en el que pueda cambiar de ambiente.
- En el momento en que ya no pueda hablar y comunicarse sea prácticamente imposible, tú ya conoces sus miedos, reacciones y podrás ser su voz y su guía.

- En caso de un momento de ansiedad muy fuerte, unido a todo lo anterior, invítale a respirar profunda y pausadamente. Esta acción ayuda a oxigenar el cuerpo y a equilibrarlo.

Dolor

Según la Asociación Internacional para el Estudio del Dolor, es una experiencia sensitiva y emocional desagradable, asociada a una lesión tisular real o potencial.

Percepción sensorial localizada y subjetiva con intensidad variable que puede resultar molesta y desagradable en una parte del cuerpo. El dolor es el resultado de una estimulación por parte de las terminaciones nerviosas sensitivas de la zona.[20]

Puede ser agudo: manifestación temporal del dolor.

Crónico: dolor constante y que se mantiene en el tiempo.

Es frecuente que los pacientes con dolor crónico presenten otros problemas como alteraciones del sueño, depresiones, entre otros.

En los pacientes con ELA a diferencia de otras enfermedades de tipo degenerativo, el dolor no es algo que se presente muy frecuentemente y mucho menos por tiempos demasiado prolongados, a menos que nuestro paciente tenga una condición especial adicional a ELA. Sin embargo, si pueden presentar dolores puntuales a los que debemos poner especial cuidado, ya que sufrir un dolor, adicional a la limitación física, puede llegar a ser muy deprimente.

Entre los Dolores más comunes en el paciente con ELA están los producidos por espasmos musculares, ya sea por el manejo del caminador, dolores que en especial se acentúan a medida que se limita el movimiento y requiere mayor esfuerzo. Duelen los brazos y la espalda. También puede ser común que presenten dolores provocados por permanecer en una misma posición por largo tiempo.

Recuerda siempre, que llega el momento en que se le hace muy difícil moverse y cambiar de posición por sí solo.

A medida que esto sucede, es necesario estar atentos a acomodarle frecuentemente para que pueda descansar y evitar las tan temidas escaras. En lo posible ayúdale a pasar de la cama a sillas cómodas a intervalos de tiempo, con cambios de rutina en los que su mente se distraiga con diferentes cosas que le hagan olvidar el dolor sí lo tiene.

También recuerda que al perder la capacidad de comunicarse nos corresponde a nosotros "leerle el pensamiento". Un ceño fruncido, un sutil levantamiento de hombro o pierna, nos puede estar diciendo que algo anda mal. Nadie mejor que tú para conocer sus actitudes.

Por otro lado, tenemos un dolor que puede llegar a ser peor que el dolor físico y es el dolor emocional.

Ya he hablado de este dolor de muchas formas, pero es el dolor que produce el sufrimiento de las pérdidas y puede llevar muy fácil a la ansiedad y a la depresión.

Pérdida. Duelo

Se define duelo como el proceso normal y necesario de adaptación a una pérdida.

Según la Real Academia de la lengua es "Acción de ir hacia adelante".

Y, aunque generalmente centramos el duelo en el fallecimiento de un ser querido, en realidad el duelo se vive ante cualquier pérdida importante en nuestras vidas.

En el caso que nos concierne, comenzamos a vivir un duelo desde el momento en que nos es notificado el diagnóstico por una enfermedad degenerativa y terminal, independiente del tiempo que este proceso lleve. A esto se le llama "Duelo Anticipado".

En realidad, son varios los duelos que se viven no siendo uno más importante que el otro.

Para la persona diagnosticada con ELA, adicional al duelo por su inminente partida, el saber que debe dejar a su familia, a sus amigos y todo lo que conoce en esta tierra, debe enfrentar en muchas ocasiones el abandono de algunos familiares y amigos que irán desapareciendo poco a poco, además de haberse enfrentado a la pérdida de su trabajo y por, sobre todo, debe enfrentarse, a veces y más difícil aún, a vivir la pérdida de cada una de sus capacidades motrices.

Por tu lado podrías estar viviendo tu duelo de manera y por causas muy similares.

"Cuando alguien importante muere, una parte de nosotros muere con él."

El duelo es normal y ayuda a adaptarse a la pérdida. Prepara para vivir sin la presencia física de esa persona y mantiene el vínculo afectivo de forma que sea compatible con la realidad presente.

Cada quién lo vive con la intensidad y el tiempo que requiere. Los dos primeros años pueden ser los más duros, luego hay un descenso del dolor a nivel emocional.

En el duelo, se observan algunas manifestaciones normales. Según W, Worden (Soc. Española de Cuidados Paliativos. SECPAL), son:

Sentimiento	Conducta	Pensamiento	Sensación Física
Tristeza; Enfado; Culpa y autorreproche; Bloqueo; Ansiedad; Soledad;	Soñar con el fallecido; Evitar recordatorios; Suspirar; Llorar; Atesorar	Incredulidad; Confusión; Preocupación; Alucinaciones breves; Sentido de presencia.	Opresión en el pecho; Opresión en la garganta; Hipersensibilidad al ruido; Falta de aire; Debilidad

Fatiga; Impotencia; Anhelo; Emancipación; Alivio; Insensibilidad; Confusión.	objetos que le pertenecen al fallecido; Buscar y llamar en voz alta.		muscular; Falta de energía; Sequedad en la boca; Vacío en el estómago; Sensación de despersonalización.

Al principio la imagen del fallecido ocupa por completo la mente del doliente. Se le recuerda constantemente y se echan de menos pequeños detalles de la vida cotidiana. Con el paso del tiempo se hacen cada vez menos frecuentes hasta llegar a una aceptación que permite poco a poco retomar las ganas de vivir, mirar hacia el futuro e interesarse por cosas y situaciones nuevas.[21]

Aquí lo importante es que el/ella, así como tú, se hagan responsables de su proceso de manera que puedan hablarlo, reflexionar y llorarlo cuantas veces sea necesario, pero que finalmente y poco a poco se vaya teniendo conciencia de las situaciones y puedan ser afrontadas y aceptadas con mayor tranquilidad.

Incapacidad o Discapacidad

Se entiende por incapacidad física la pérdida parcial o total de la capacidad innata de un individuo, ya sea por causas relacionadas con enfermedades congénitas o adquiridas o por lesiones que determinan una merma en las capacidades de la persona, especialmente en lo referente a la anatomía y la función de un órgano, miembro o sentido.[22] Wikipedia

Durante el proceso de la ELA podemos vislumbrar dos signos de incapacidad que se van pronunciando con el pasar de los días y a los que más debemos estar atentos para sostener la mejor calidad de vida de la persona que cuidamos. Estas son:

Ataxia: debilidad muscular, espasmos musculares, músculos rígidos, perdida del músculo o reflejos hiperactivos.

Disartria: dificultad en el habla o espasmos de cuerdas vocales.

En este punto, voy a señalar un síntoma no común en la ELA, y que si está presente en el Síndrome Cerebeloso. Es la incoordinación.

Incoordinación: Los trastornos de la coordinación son

a menudo el resultado de una disfunción del cerebelo. A menudo no se controlan los brazos ni las piernas, y se dan pasos amplios e inestables al caminar.

El sentimiento de incapacidad, aunque puede llegar a ser muy deprimente, puede ser minimizado con la atención oportuna, los cuidados y el apoyo permanente y muchísimo amor, como lo he mencionado en capítulos anteriores.

Rencor

Se define el Rencor como sentimiento de hostilidad o gran resentimiento hacia una persona a causa de una ofensa o daño recibido.

En psicología se entiende como ese sentimiento muy poderoso de enfado profundo y persistente, que se mantiene en el tiempo, que se queda como enquistado en nuestro interior y haciendo que nos afecte negativamente a nivel emocional.

Qué difícil sentimiento. Y en algún momento de la enfermedad muchos pacientes, así como algunos familiares, pueden llegar a sentirlo. A sentir rencor hacia Dios, hacia la vida, hacia ellos mismos e incluso algunas veces hacia sus familias.

Es uno de los sentimientos más desgastantes, al mantener una permanente tensión implícita que no permite tranquilidad ni relajación.

A alguien le escuché alguna vez decir: "la persona rencorosa es aquella que se toma un vaso de veneno y se sienta a esperar a que el otro se muera"; y qué tan cierto es.

El rencor pone al organismo en un estado de estrés constante con todas las implicaciones que esto trae. Sentir como se va apoderando de nuestra esencia, y a su vez nos lleva también a perder el sueño, tener problemas para concentrarnos, sentir desconfianza hacia las personas que nos rodean y mucha inseguridad.

Es muy natural que cualquier persona al recibir un diagnóstico tan difícil y radical, pierda la seguridad que tenía, culpe a Dios (si cree en él) por "ponerle en esta situación que no se merece", sienta enfado por la vida porque supone que aún debería tener años por delante. Es natural que sienta enfado por sí mismo; "al fin y al cabo, algo debió hacer muy mal para que la vida le castigue de esta manera"; y en otras ocasiones, llegue a sentir fuerte rencor por su familia, en especial por su pareja o la persona más cercana. ¿La razón?, porque no actúa tal y como él o ella espera; aunque en realidad, es porque ha encontrado el bote donde arrojar su ira.

Ésta es la parte más difícil para el cuidador y la que más deserción produce para el cuidado del enfermo. El enfermo se puede tornar muy agresivo, y no es para nada fácil soportar vejámenes, maltratos, ofensas. Y, es ahí dónde está ese delgadísimo hilo que separa el amor por la persona que cuidamos, del rencor o ira que podríamos sentir hacia ellos.

Sin embargo, ojalá te sea posible entender que esta actitud es solo manifestación del profundo miedo que cualquier persona puede sentir al saberse cada vez más incapacitado, y sentir la posibilidad de ser abandonado. Para algunas personas, puede ser un medio de defensa que, en contraposición, lleva a acelerar ese pavoroso resultado del abandono.

Es muy importante que tanto él o ella, así como tú, sanen y equilibren este sentimiento tan negativo. Aquí te tengo una gran noticia. ¡Sí es posible!

Solo, no permitas que te grite, te levante la mano o lo que sea que haga, pero hazlo con amor. Si el/ella te agrede y tú le agredes, cada vez va a ser mayor el grado de violencia hasta volverse inmanejable. Podrías decirle que se calme, y que cuando esto suceda, le vuelves a poner cuidado, que así le atenderás.

En cuanto baje un poco la Guardia, pídele que hable, escúchale y permítanse desahogarse; expresen sus sentimientos uno al otro, y hazle saber todo lo que sucede en ti cuando te agrede y lo que podría suceder si continúa haciéndolo. Y por tu lado, dale la seguridad que le vas a cuidar, mimar y hacer lo que más puedas por darle la mejor calidad de vida posible.

Recuerda que: **¡El AMOR… LO PUEDE TODO!**

Hablen cuanto tiempo y cuantas veces sea necesario, lloren, griten, rían, escriban mientras sea posible, pero no se detengan hasta lograr **ACEPTACIÓN** de lo que están viviendo y de lo que está por venir.

Después de la aceptación, se allana el camino y sabrán que es posible seguir adelante y **"VIVIR EL DIA COMO SE VA PRESENTANDO"**.

Una vez termina la etapa del rencor, vienen la reflexión y el aprendizaje; aunque si tienes los ojos, la mente y el corazón bien abiertos, te darás cuenta de que el aprendizaje comienza para ti desde el primer día de esta experiencia.

7

EL DESPERTAR

"Yo no puedo decirte una verdad espiritual que en el fondo de tu ser no sepas. Todo lo que puedo hacer, es recordarte de aquello que has olvidado"

Eckhart Tolle

"Allí donde está tu atención, allí estás tú. Donde está tu atención, en eso te conviertes."

Maestro Saint Germain

Vivo y muero como cualquier mortal que vino a reaprender tantas cosas que "desconocemos"; y, sin embargo, en nuestro interior muy profundamente, les tenemos las respuestas, tenemos las soluciones, tenemos la experiencia. ¡Solo basta con sentir y sabremos cómo es!

Yo entiendo y sé desde el fondo de mi corazón, que todos venimos con un plan. Un plan al que, en nuestro encuentro espiritual antes de nacer, con quienes ahora nos acompañan, accedemos y nos comprometemos para vivir todas esas experiencias, algunas muy agradables; pero otras, las realmente importantes... difíciles. Son de las que obtenemos el verdadero aprendizaje para nuestro crecimiento personal, espiritual y en definitiva... Evolutivo.

Algunas personas son maltratadas, otras asesinadas, otras abandonadas, en fin... son infinidad de situaciones que cualquier ser humano puede vivir.

En nuestro caso, nos corresponde acompañar a un ser hermoso a quién tuvimos la maravillosa oportunidad de conocer, cuidar y amar, como nunca habríamos imaginado; porque, sin importar lo que haya hecho o vivido a tu lado, ahora puedes reconocer su interior, su verdadero ser, sin los paradigmas y aprendizajes que traía de atrás. Esta enfermedad como cualquier otra en estadios terminales, permite al enfermo y en algunas ocasiones a sus familiares, en algún momento, reflexionar y limpiar su alma de tantos errores que creen haber cometido.

Pero no, nadie erra. Son solo lecciones de vida. Así como no puede haber luz, si no existiera la oscuridad; como no existiría la belleza, si no conociéramos la fealdad; así mismo, no puede haber bien, si no aprendemos del mal.

En todas las parejas, en todas las familias, siempre existirá imperfecciones, siempre habrá momentos de mucha dicha pero igualmente desgracia. **¡Sí...! momentos sin gracia**... que producen tristeza, dolor... y son estos momentos los que unen más o separan definitivamente.

En mi experiencia, cuando entendemos que todo hace parte de un proceso y de un aprendizaje (y me refiero a cada vivencia desde que nacemos, cuales quiera que sean las circunstancias), la gran mayoría de situaciones por no decir todas, pueden llegar a un entendimiento mutuo que permita la superación y un desenlace amoroso, independiente de si se continúa la convivencia o no.

Volviendo al Plan, a mi plan con Daniel, después de ires y venires, dificultades y lindos momentos, llegamos a nuestros 49 años en los que nos fue notificada la enfermedad.

Con dolor, con tristeza, con miedo y con tantos otros sentimientos vivimos estos 8 años durante los cuales yo siempre tuve "muy claro" que nuestro Plan juntos había sido para yo estar a su lado en estos momentos tan complicados para él, para ayudarle a ver la vida con optimismo, para cuidarlo, consentirlo, distraerlo, hablarle, amarlo...

No obstante, creer que el Plan era ese, un día cualquiera 6 meses después de Daniel haber trascendido, me encontraba distraída con varios pensamientos, tranquila, complacida, cuando como un relámpago llegó a mi corazón una sensación que puso en mi mente otro pensamiento: **¡Ese no era el Plan!**

Qué egoísta me sentí una vez lo comprendí. Supe que mi ego quería hacerme sentir y ver como la heroína, la salvadora de Daniel durante todo su proceso. ¡Entonces lo entendí!

Entendí que yo no me sacrifique por Daniel. **¡Él se sacrificó por mí!**

Entendí que él pidió vivir esta difícil experiencia por mí. Por mi aprendizaje, por mi crecimiento.

Con él viví un gran DESPERTAR a un nuevo estado, a una forma diferente y hermosa de ver y entender la misión, una forma única de vivir la lección más importante que cualquier ser humano pueda vivir.

Él la vivió con su entrega y su sacrificio, su nobleza, su valentía, su fortaleza; y yo, lo aprendí paso a paso, día a día, viviendo el proceso como un lindo acercamiento, como una oportunidad.

Me enseñó la verdad del AMOR INCONDICIONAL

Tuvimos ocho años para terminar de enamorarnos profundamente.

¡¡Fueron 8 años para EL PLAN PERFECTO!!

[1] Diccionario de la Lengua Española RAE
[2] Diccionario Pan hispano de Dudas RAE
[3] Fabian Cohelo. Lingüista. Diccionario de Dudas
[4] Dicho popular en Colombia
[5] Medline Plus
[6] Infobae.com
[7] Junta de Andalucía. Consejería de Salud y Familias

[8] según la Dra. Elizabeth Kübler Ross. Médica Psiquiatra. Zurich
[9] según la Dra. Elizabeth Kübler Ross. Médica Psiquiatra. Zurich
[10] Palliative Treatment. Care for the family

[11] MA Vidal, LM Torres. Revista de La Sociedad Española del Dolor

[12] REDPAL. Junta de Andalucía para la Salud y la Familia.
[13] REDPAL. Junta de Andalucía. Consejería de Salud y Familias.
[14] Diccionario RAE
[15] Wikipedia
[16] De Salud Psicólogos. Psicoterapia breve especializada
[17] De salud psicólogos. Psicoterapia breve especializada. Google

[18] Medline Plus
[19] CDC. Centro para el control y la prevención de enfermedades
[20] Óscar Burrum Unzué. Top Doctors. España
[21] RED PAL
[22] Wikipedia

www.ingramcontent.com/pod-product-compliance
Lightning Source LLC
Chambersburg PA
CBHW020452220526
45464CB00002B/960